SERIE GUÍAS DE PRÁCTICA CLÍNICA

MANEJO DE LA HIPERTENSIÓN ARTERIAL.

Alberto Esteban-Fernández MD.

Publicado por: Internet Medical Publishing

Título Original de la Obra: Manejo de la hipertensión arterial

Autor: Alberto Esteban-Fernández MD

ISBN 13:   978-1499528503
ISBN 10:   1499528507

Diseño interiores y portada: Elizabeth Log
design@imedpub.com

Versión editada por: **Internet Medical Publishing**
info@imedpub.com
http://imedpub.com/

Primera Edición   **2014**

Manejo de la hipertensión arterial

Alberto Esteban-Fernández MD[1]

1 Departamento de
Cardiología y Cirugía
Cardiaca. Clínica
Universidad de Navarra.

Correspondencia:

✉ athalbertus@gmail.com

Resumen

La hipertensión arterial (HTA) es una enfermedad que afecta aproximadamente al 40% de la población adulta mundial. Por otro lado, desde el estudio de Framingham, se sabe que la HTA es un factor de riesgo cardiovascular queaumenta el riesgo de enfermedad cardiovascular, aumentando en última instancia la morbimortalidad.

Por este motivo, es necesario que todos los profesionales sanitarios conozcan el manejo de esta enfermedad y sus comorbilidades asociadas, para poder así disminuir sus efectos deletéreos.

Presentamos aquí una serie de recomendaciones para el manejo de los pacientes hipertensos basándonos en la evidencia científica actual.

Palabras clave: hipertensión, manejo, evidencia, cardiovascular

Management of arterial hypertension

Abstract

Arterial hypertension is a disease that affects about 40% of the adult population in the world. Also, since the Framingham study, it is known that hypertension is a major cardiovascular risk factor that increases the global risk of cardiovascular disease and morbimortality.

Because of this reason, it is necessary that all health professionals know the management and comorbidities of cardiovascular disease in order to decrease its further effects.

We present here some recommendations for the management of hypertensive patients based on current scientific evidence.

Key words: hypertension, management, evidence, cardiovascular

Introducción

A día de hoy, no existe ninguna duda sobre el beneficio de reducir la presión arterial (PA) en los hipertensos. El buen control de las cifras de PA, produce una disminución de la mortalidad global y de la morbilidad cardiovascular, tanto por reducción de eventos cerebrovasculares, como cardiacos, renales y a otros niveles [1, 2].

Por tanto, la determinación, reducción y control de las cifras de PA debe ser un objetivo inexcusable para todos los profesionales sanitarios.

Metodología

Para la elaboración de este documento de manejo de la hipertensión arterial (HTA) se han tenido en cuenta las guías de práctica clínica de la HTA de la Sociedad Europea de Cardiología (ESC) y la Sociedad Europea de Hipertensión Arterial (SEH) de 2007, la actualización del manejo publicada por la SEH en 2009 y las guías NICE de la Sociedad Británica de Cardiología (2011).

Por otro lado, existen múltiples publicaciones recogidas de revistas de alto impacto, que también se han tenido en cuenta para realizar estas recomendaciones.

Recomendaciones

Objetivos del tratamiento de la HTA

Actualmente, disponemos de suficiente evidencia para recomendar de forma genérica que las cifras de PA se sitúen por debajo de 140/90 mmHg [3, 4], tanto para las cifras de PA sistólica como diastólica.

Respecto a cuánto disminuir las cifras de PA, no tenemos suficiente evidencia a día de hoy. Hasta hace unos años, y a la luz de algunos estudios, se recomendaba que en la población de alto riesgo cardiovascular, es decir, diabéticos, pacientes con infarto agudo de miocardio (IAM) o ictus previo y pacientes con enfermedad renal crónica, las cifras de PA debían reducirse por debajo de 130/80 mmHg [3]. Sin embargo, conocemos desde hace años la existencia de una *curva en J*, con un aumento de la morbimortalidad en los hipertensos de alto riesgo cuando se reducen las cifras de PA por debajo de 120/60 mmHg. Por este motivo, la recomendación actual es que en los hipertensos, especialmente en los de alto riesgo cardiovascular, las cifras de PA se sitúen entre 120-139/80-89 mmHg [4].

Asimismo, se debe intentar reducir la PA por debajo de 140/90 mmHg también en los ancianos [5], demostrándose un descenso de la morbimortalidad cardiovascular en estos pacientes al alcanzar dicho objetivo. En esta población, es especialmente importante evitar las cifras demasiado bajas de PA para evitar la hipoperfusión visceral y sus efectos deletéreos.

En la **tabla 1** se muestra la clasificación actual de la HTA.

Tabla 1. Clasificación modificada de la hipertensión arterial ([3]).

Cifras de PA (mmHg)	Estratificación
Por debajo de 130/85	Normal
130-139/85-89	Pre-hipertensión arterial
140-159/90-99	HTA grado 1
160-179/100-109	HTA grado 2
Por encima de 180/110	HTA grado 3

No se incluye el clásico concepto de PA óptima (PA=120/60 mmHg), ya que no existe suficiente evidencia para afirmar que esas cifras de PA comportan un menor riesgo cardiovascular que otras cifras de PA dentro de la normalidad.

La pre-hipertensión arterial, o PA en el límite alto de la normalidad, es una situación intermedia que supone un mayor riesgo cardiovascular que el de la población general, y que suele indicarnos la necesidad de recomendar cambios en los hábitos de vida de los pacientes para evitar la aparición de HTA definitiva [6].

Determinación de las cifras de PA

En la consulta

Cuando un paciente con sospecha de HTA acude por primera vez a nuestra consulta, deben realizarse al menos tres determinaciones de las cifras de PA, separadas por al menos 5 minutos y obtener la media de ellas [7]. Previamente, es conveniente que el paciente esté tranquilo, sin haber comido ni tomado productos excitantes durante al menos 30 minutos antes de la determinación de las cifras de PA.

La importancia de la determinación de la PA en consulta viene dada por dos fenómenos:

1. HTA de bata blanca: cifras elevadas de PA en la consulta con cifras normales en el domicilio. Esto puede llevar o bien a un sobretratamiento de la HTA o a confundir este fenómeno con un verdadero mal control de las cifras de PA.
2. HTA enmascarada: cifras habitualmente elevadas de PA en el domicilio pero normales en la consulta, lo que puede conducir a un infradiagnóstico de una posible HTA.

Por otro lado, las guías de práctica clínica recomiendan (especialmente en una primera visita) que la determinación de las cifras de PA se realice tanto en decúbito supino como en ortostatismo (especialmente en diabéticos y en los pacientes en los que se sospecha hipotensión ortrostática) y en las 4 extremidades, para evitar posibles factores de confusión [3, 7].

Monitorización ambulatoria de las cifras de PA (MAPA)

Esta técnica consiste en la determinación automática de la PA durante 24 horas en intervalos que oscilan entre 30 minutos y 1 hora, permitiéndonos así conocer las cifras habituales de PA con las influencias propias de la vida diaria y sin las interferencias que pueden aparecer en la consulta.

Las cifras normales de PA en la MAPA son algo menores que las establecidas de forma genérica, considerándose elevadas cifras diurnas superiores a 135/85 mmHg y cifras nocturnas superiores a 120/70 mmHg [3].

Además de permitirnos realizar el diagnóstico de HTA y comprobar la eficacia de un tratamiento antihipertensivo, la MAPA nos permite distinguir el patrón de las cifras de PA durante 24 horas, lo que se ha demostrado que tiene una clara implicación pronóstica. Así podemos distinguir varios patrones [7]:

* Patrón dipper: la diferencia entre las cifras de PA diurnas y las nocturnas es de entre el 10 y el 20%. Es el patrón habitual en la mayoría de las personas.
* Patrón dipper severo: ocurre cuando la diferencia de las cifras de PA diurnas y nocturnas es mayor de un 20%. Se asocia con mal pronóstico.
* Patrón non dipper: la diferencia entre las cifras de PA diurnas y las nocturnas es menor de un 10%. Este patrón se ha asociado, especialmente en diabéticos, a un mal pronóstico cardiovascular.

- Patrón riser: es un patrón non dipper severo, es decir, no existe ninguna variación entre las cifras de PA diurnas y las nocturnas. También se asocia a mal pronóstico.

En los últimos años se han publicando múltiples estudios sobre la importancia del patrón circadiano de la PA, especialmente el pico matutino, y su relación con el pronóstico cardiovascular. A día de hoy no se pueden hacer recomendaciones en este sentido, pero la MAPA podría ser útil para su estudio.

Automedida de la presión arterial (AMPA)

Como no siempre es posible disponer de una MAPA, existe también un método validado que es la automedida de las cifras de PA en el domicilio por el propio paciente con un aparato de medida adecuado, validado y tras haber aprendido la forma correcta de utilizarlo. Esta técnica sirve tanto para confirmar un diagnóstico de sospecha de HTA como para comprobar la eficacia de un determinado tratamiento.

Para su correcta realización el paciente se determinará la PA durante varios días, antes de desayunar (y de tomar cualquier medicación) y antes de cenar. Las cifras normales de PA en la AMPA se sitúan por debajo de 130-135/85 mmHg [3].

La AMPA ofrece menos información que la MAPA (especialmente en cuanto al patrón circadiano) pero es igualmente útil y más barato. Debemos evitar recomendar su uso si esto genera gran ansiedad al paciente o si supone que el paciente va a realizar cambios en el tratamiento por su cuenta.

Etiología de la HTA

En más del 90% de los pacientes la causa de su HTA es esencial o idiopática [8], relacionándose en la mayor parte de las ocasiones con la edad y la arterioesclerosis. No obstante, es probable que la ciencia no sea capaz en la actualidad de determinar las verdaderas causas que subyacen en la génesis de la HTA.

Por otro lado, existe un grupo de aproximadamente el 5-10% de los pacientes en que la HTA puede ser secundaria a otras causas. Así podemos distinguir [9]:

- Causas exógenas: como la toma de fármacos (corticoides, anticonceptivos, antiinflamatorios no esteroideos), el exceso de alcohol o el abuso de regaliz.
- Causas renales: como la estenosis de la arteria renal o algunas nefropatías parenquimatosas.
- Causas suprarrenales: como el feocromocitoma o el hiperaldosteronismo.
- Otras causas biológicas: como la coartación de aorta, el Síndrome de apnea-hipopnea del sueño o el hipotiroidismo.

La búsqueda de una causa secundaria de HTA debe realizarse cuando se sospeche una causa subyacente después de una correcta anamnesis y exploración física del paciente. En ocasiones, las pruebas básicas que acompañan al estudio del hipertenso (por ejemplo, ionograma y función renal) pueden hacernos sospechar algunas causas secundarias, como el hiperaldosteronismo.

También cabría plantearse la búsqueda de una causa secundaria en niños o personas jóvenes en los que no se explica la presencia de HTA (por ejemplo, para descartar una coartación aórtica) o en pacientes con HTA refractaria en los que se ha descartado mala adherencia terapéutica o factores externos contribuyentes.

Estudio del paciente con HTA

Ante un paciente con sospecha de HTA, lo primero es confirmar el diagnóstico con los métodos antes descritos. Una vez aclarado el mismo, se debe realizar un estudio sistemático de la lesión de órgano diana [3, 4]. De modo general se recomienda:

- Un electrocardiograma y/o ecocardiograma-Doppler.
- Una analítica que incluya hemograma y bioquímica básica con función renal.
- Análisis de orina incluyendo análisis de sedimento y microalbuminuria.

Posteriormente, hay otras pruebas que pueden ser útiles para determinar la existencia de lesión de órgano diana y estratificar el riesgo cardiovascular global del paciente hipertenso, como podrían ser el índice tobillo-brazo, la ecografía abdominal, la determinación del grosor íntima-media carotídeo o el fondo de ojo [10].

Consecuencias de la HTA

Cardiopatía hipertensiva

Se denomina cardiopatía hipertensiva al conjunto de cambios que se producen en el corazón como consecuencia de la HTA. Aunque habitualmente se utiliza la hipertrofia ventricular izquierda como sinónimo de cardiopatía hipertensiva, la cardiopatía hipertensiva no solo implica la hipertrofia miocárdica, sino que engloba también la existencia de fibrosis y la alteración de los vasos miocárdicos [11].

La afectación cardiaca por la HTA es un fenómeno frecuente que suele comenzar con la presencia de hipertrofia ventricular izquierda y disfunción diastólica, lo que en ocasiones se acompaña también de dilatación auricular y el consiguiente desarrollo de fibrilación auricular. Posteriormente, pueden aparecer complicaciones como la isquemia (primero micro y luego macrovascular), la disfunción sistólica y finalmente eventos coronarios agudos e insuficiencia cardiaca [12].

En este sentido, no hay suficiente evidencia para determinar si la insuficiencia cardiaca con función sistólica preservada y la insuficiencia cardiaca con función sistólica deprimida, son entidades diferentes o si son dos formas de la misma enfermedad.

Para el estudio de la afectación cardiaca por HTA [3, 4] la primera exploración a realizar es un electrocardiograma (ECG), que nos permitirá conocer el ritmo cardiaco del paciente (sinusal, fibrilación auricular, etc) y sospechar la existencia de otras posibles alteraciones, como crecimiento auricular, hipertrofia ventricular, isquemia, necrosis antigua, etc. No obstante, la sensibilidad y especificidad del ECG para determinar la hipertrofia ventricular izquierda (con criterios como el de Sokolow-Lyon o el de Cornell) es muy baja, algo que hay que tener en cuenta antes de tomar decisiones terapéuticas.

La prueba más barata y que mejor caracteriza la cardiopatía hipertensiva es el ecocardiograma-Doppler, que permite estudiar el grosor de las diferentes paredes cardiacas, la masa ventricular, el grosor relativo de la pared ventricular, la función diastólica y sistólica, el tamaño y volumen auricular y estudiar la existencia de alteraciones de la contractilidad segmentaria. Asimismo, nos permite determinar, en caso de existir hipertrofia ventricular, el patrón de la misma: concéntrica, excéntrica o aumento relativo del grosor parietal.

Por otro lado, existe una prueba útil y barata que hay que tener en cuenta: la prueba de esfuerzo. La presencia de respuesta hipertensiva en la misma (PA en el máximo esfuerzo mayor de 220/110 mmHg) es un predictor de HTA en la población general y de mal control de la HTA en los hipertensos [13]. Además, nos permite razonablemente descartar isquemia macrovascular y la presencia de arritmias significativas.

Respecto al tratamiento de la cardiopatía hipertensiva, la evidencia ha demostrado que el tratamiento con inhibidores del enzima convertidora de la angiotensina (IECA) y antagonistas del receptor de la angiotensina (ARA) II reduce la hipertrofia ventricular izquierda, estando recomendado su uso en los hipertensos que la presenten [3]. Respecto al tratamiento con IECA o ARA II en los pacientes con fibrilación auricular, solo existe evidencia suficiente para recomendarlos como prevención primaria de fibrilación auricular en pacientes con cardiopatía existente [14].

Encefalopatía hipertensiva

La HTA es una causa conocida de enfermedad cerebrovascular, habiéndose demostrado una relación directa entre las cifras elevadas de PA, especialmente sistólica, y el riesgo de ictus. Tanto es así que pequeños descensos en las cifras de PA reducen el riesgo de ictus de forma significativa [15] .

La HTA mantenida, produce una serie de cambios funcionales y estructurales a nivel cerebrovascular [16]:

- **Alteraciones funcionales:** reducción del flujo sanguíneo cerebral, aumento de las resistencias a nivel cerebrovascular, reducción de la reactividad vasomotora cerebral y deterioro cognitivo incipiente.
- **Alteraciones estructurales:** remodelado vascular, infartos lacunares y lesiones de la sustancia blanca periventricular.

El manejo de las cifras elevadas de PA durante un evento cerebrovascular agudo es un tema controvertido, aunque hoy en día se recomienda reducir la PA cuando la PA sistólica (PAS) > 220 mmHg y/o la PA diastólica (PAD) > 120 mmHg en el caso del ictus isquémico o cuando la PAS > 200 mmHg y/o PAD > 100 mmHg en el caso del ictus hemorrágico [17, 18]. No obstante, publicaciones recientes parecen demostrar que el descenso de las cifras de PA en el momento agudo no supone ningún beneficio [19].

Por otro lado, se ha demostrado que el adecuado control domiciliario de la HTA provoca una reducción del riesgo de ictus o de recurrencia del mismo [16, 17], por lo que debe ser un objetivo inexcusable en los pacientes con alto riesgo cardiovascular o que ya han padecido un evento agudo.

Respecto a la afectación cerebrovascular secundaria a la HTA mantenida, uno de los efectos deletéreos más importantes es la aparición de demencia de tipo vascular e 8 incluso de tipo Alzheimer, reduciéndose su incidencia cuando se consigue un buen control de la HTA [16].

El diagnóstico de la afectación cerebrovascular crónica debe comenzar con la anamnesis y exploración física (especialmente neurológica) que nos haga sospechar alguna anomalía, como por ejemplo la existencia de alteraciones en la marcha o la auscultación de soplos carotídeos. Después, pueden ser útiles otras pruebas diagnósticas, como la resonancia magnética cerebral o el mini-mental.

Enfermedad renal

La nefroangioesclerosis secundaria a HTA de larga evolución, es la segunda causa de enfermedad renal terminal que requiere diálisis tras la diabetes mellitus en el mundo [19], por lo que el estudio y monitorización de la función renal en los hipertensos es fundamental.

El primer parámetro que debe cuantificarse es la función renal, tanto mediante las cifras de urea y creatinina, como con el aclaramiento de creatinina mediante la fórmula de Cockroft Gault o la estimación del filtrado glomerular con el MDRD [3].

En segundo lugar, debe realizarse una determinación de albúmina y creatinina en orina (cociente albúmina/creatinina) [3, 4] pudiendo realizarse en una muestra aislada recogida a primera hora de la mañana o en orina recogida en 24 horas. A esta determinación debe acompañarle el estudio de la orina y su sedimento para descartar posibles interferencias en la determinación de la microalbuminuria.

La presencia de microalbuminuria, es un indicador precoz de afectación renal que se asocia de forma independiente con un peor pronóstico cardiovascular [20]. Su determinación debe realizarse siempre en una primera visita y progresivamente en el seguimiento (**figura 1**). El tratamiento con inhibidores del sistema renina-angiotensina- aldosterona, especialmente IECA, ARA II, inhibidores directos de la renina y algunos calcioantagonistas como manidipino, disminuye significativamente la proteinuria [4, 20, 21].

Por último, la realización de una ecografía abdominal o en su defecto una radiografía simple de abdomen, nos pueden ayudar a valorar aspectos indirectos de afectación renal (como el tamaño renal) o la existencia de calcificaciones vasculares.

Retinopatía hipertensiva

La HTA, tanto a nivel agudo (retinopatía hipertensiva maligna) como a nivel crónico (retinopatía hipertensiva crónica), puede producir afectación ocular, ya no solo a nivel de la retina, sino también a nivel de la coroides y del nervio óptico.

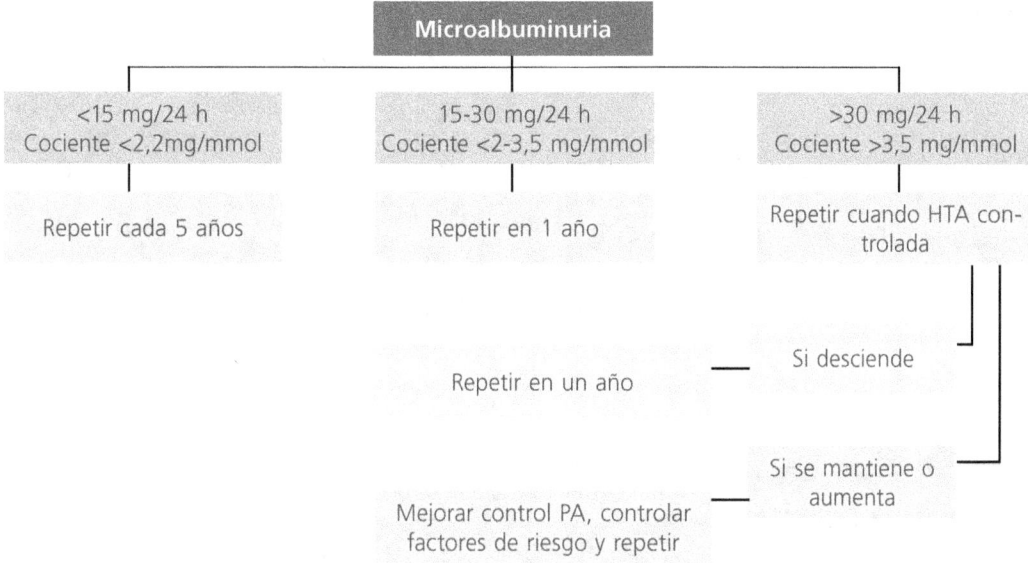

Figura 1. Algoritmo de manejo de la microalbuminuria. Update of Hypertension Management 2011 [20].

Hay varias formas de clasificar la retinopatía hipertensiva en función de los hallazgos que se observan en el estudio del fondo de ojo, considerándose que existe lesión de órgano diana cuando se presenta retinopatía de grado moderado o severo [3]. En la **tabla 2** se muestra la clasificación actual de la misma [22].

La mayor severidad de la retinopatía hipertensiva, no se suele traducir en una pérdida mayor de visión (de hecho, no suele producirlo de forma directa), sino que indica una mayor afectación vascular dentro de la enfermedad hipertensiva y por tanto un peor pronóstico [22, 23].

Por otro lado, se ha demostrado que el tratamiento de la HTA puede ayudar a la regresión de la retinopatía hipertensiva, no pudiéndose recomendar ningún grupo de fármacos en concreto a este respecto [22].

Tabla 2. Modificado de Hypertensive Retinopathy, Wong TY, New England 2004 [22].

Grado de retinopatía	Signos en la retina	Asociación sistémica
Ninguna	Ninguno	Ninguna
Ligera	- Estenosis arteriolar focalizada o generalizada.	
Moderada	- Cruces arterio-venosos.	
	- Opacificación de la pared arteriolar (hilos de cobre).	Riesgo moderado de ictus, enfermedad coronaria y muerte.
	- Microhemorragias	Riesgo alto de ictus, deterioro cognitivo y muerte de origen cardiovascular.
	- Microaneurismas.	
	- Exudados algodonosos.	
Severa	Signos de retinopatía moderada + edema del disco del nervio óptico.	Riesgo de neuropatía óptica. Riesgo alto de muerte.

En función de los hallazgos encontrados en el estudio del fondo de ojo se tomará una u otra actitud terapéutica [22]:

- **No retinopatía:** controles habituales de factores de riesgo cardiovascular.
- **Retinopatía ligera:** no precisa valoración por un oftalmólogo. Se realizará monitorización y control de los factores de riesgo cardiovascular.
- **Retinopatía moderada:** debe realizarse siempre despistaje de diabetes mellitus y se considerará valoración oftalmológica. Se realizará control estricto de los factores de riesgo y valorará iniciar tratamiento de la HTA (si no llevaba).
- **Retinopatía severa:** se deberá iniciar tratamiento urgente de la HTA y control estricto del resto de factores de riesgo cardiovascular.

Por tanto, la realización de un fondo de ojo debería ser una práctica rutinaria en todos los pacientes hipertensos [3]. No obstante, no existe consenso sobre la frecuencia con la que debe realizarse, algo que deberá decidirse en función de los hallazgos encontrados, el riesgo cardiovascular global y las comorbilidades asociadas [22].

Enfermedad arterial periférica

La HTA es un factor de riesgo para el desarrollo de aterosclerosis y vasculopatía de extremidades inferiores [10, 24]. Cuando se constata la existencia de afectación arterial periférica, la morbimortalidad de los pacientes aumenta de forma significativa, ya que suele ser un indicador de afectación vascular extensa.

El dato fundamental para el diagnóstico de enfermedad arterial periférica es la clínica de claudicación intermitente, acompañada de la exploración física, especialmente la determinación de los pulsos periféricos y de signos de hipoperfusión periférica.

Si se sospecha la existencia de patología vascular de enfermedades inferiores se puede realizar una angiografía o una angio-RM de extremidades inferiores con el fin de cuantificar la severidad de la afectación.

En estos pacientes, es importante realizar una estratificación del riesgo cardiovascular y el control estricto del resto de factores de riesgo. De entre todos los fármacos que existen para el tratamiento de la HTA, los IECA son los preferidos para el tratamiento de los hipertensos con enfermedad arterial periférica [23].

Otras manifestaciones

Ante todo paciente con HTA debe realizarse una estratificación del riesgo cardiovascular global conforme a lo que establecen las últimas guías de prevención cardiovascular de la ESC, utilizando escalas de riesgo como el Heart Score [10].

Aparte de los factores de riesgo cardiovascular clásicos, pueden investigarse otros [10], como la homocisteína, la grasa epicárdica, la grasa visceral o el síndrome de apnea del sueño. También deben investigarse otras manifestaciones de la afectación vascular, como la disfunción eréctil o los aneurismas, especialmente de aorta.

En las mujeres, es también importante preguntar la fecha de inicio de la menopausia (especialmente si ha sido precoz) y la existencia de preeclampsia o eclampsia en el embarazo.

Cuándo iniciar el tratamiento de la HTA

Una vez que se confirma la existencia de HTA debemos plantearnos el inicio del tratamiento de la misma, que debe comenzar siempre con las medidas higiénico- dietéticas, independientemente del grado de HTA.

Además de esto, se debe iniciar tratamiento farmacológico en pacientes con HTA grados 2 y 3 y en pacientes con HTA grado 1 que presentan lesión de órgano diana [4]. En los pacientes con HTA grado 1 sin afectación visceral, deben iniciarse de forma enérgica las medidas higiénico-dietéticas antes de comenzar el tratamiento farmacológico.

Respecto a las cifras de PA sistólica y diastólica, la elevación de cualquiera de ellas es motivo para el inicio de tratamiento según las recomendaciones anteriores. En caso de situarse en rangos diferentes, nos guiaremos por la mayor de ellas [7].

Medidas higiénico-dietéticas

Ejercicio físico

La realización de ejercicio físico moderado durante 30-60 minutos diarios se ha demostrado como saludable desde el punto de vista cardiovascular. Tanto es así que la práctica de ejercicio físico regular puede conseguir una disminución de la PA de entre 4 y 9 mmHg [25].

Dentro del ejercicio físico, se recomienda la práctica regular de ejercicio moderado 3-4 días a la semana, adaptado a las características del paciente [10]. El ejercicio físico más sencillo es caminar durante 30-60 minutos diarios, a paso ligero (aproximadamente a 5 km/h, velocidad que permite mantener una conversación con la persona que se lleva al lado) y por terreno llano. Simplemente la realización de este ejercicio físico ayuda a controlar la PA, el peso y el resto de factores de riesgo.

En algunos hipertensos se puede recomendar además otro tipo de ejercicio, como montar en bicicleta (estática o no), nadar a ritmo suave, hacer carrera continua tipo *footing*, etc. Este ejercicio puede completarse con otras actividades como pilates, gimnasia de mantenimiento, yoga, etc. o incluso baile u otro tipo de prácticas similares.

Dieta

La dieta del paciente hipertenso es un elemento esencial, tanto en lo que se refiere a las características generales de la dieta como a la clásica restricción en la ingesta de sal, y la influencia que esta puede tener en el peso del paciente.

La evidencia científica demuestra que la reducción de la ingesta de sal por sí misma supone un descenso de la PA de entre 2 y 8 mmHg [25, 26]. A pesar de que solo el 50% de los pacientes hipertensos son sensibles a la restricción de sal, las recomendaciones actuales establecen que se debe realizar una restricción de sal en todos los hipertensos [10, 25, 26]. Dicha restricción puede ser ligera (<6 g/día) o en casos más refractarios moderada (<3 g/día) o incluso severa (<2 g/día).

La restricción de otro tipo de iones, como el cloro o el potasio, no puede recomendarse al no existir suficiente evidencia en el momento actual.

Por otro lado, se ha demostrado que la dieta mediterránea o dieta DASH, basada en el consumo de frutas, verduras, legumbres y aceite de oliva, consigue reducciones adicionales de las cifras de PA en los hipertensos de entre 8 y 14 mmHg [10, 25, 26]. A este descenso en las cifras de PA hay que añadir un descenso adicional de hasta 4 mmHg si se restringe el consumo de alcohol a un máximo de 1-2 unidades al día [25], siendo preferible de entre las bebidas alcohólicas el vino y la cerveza.

Por último, hay que ser estricto en el control del peso, ya que el control del mismo puede reducir las cifras de PA entre 5 y 20 mmHg [25]. De hecho, no es necesario alcanzar un peso ideal, sino que una reducción de un tercio del exceso de peso podría ser suficiente para mejorar el control de las cifras de PA.

Tratamiento farmacológico

A día de hoy, el esquema clásico-escalonado del tratamiento de la HTA se ha visto superado por la evidencia científica. De esta manera, parece claro que el objetivo principal debe ser la reducción de las cifras de PA, independientemente del fármaco con el que se consiga [4].

La elección de uno u otro fármaco debe basarse en las comorbilidades del paciente, su coste económico y la comodidad para el paciente. Es precisamente por este último motivo por lo que se han desarrollado múltiples combinaciones fijas de antihipertensivos que se han demostrado como más eficaces que el uso de dosis máximas de un único antihipertensivo en el control de la HTA [4, 27].

El fármaco de primera elección en una HTA esencial, especialmente en menores de 55 años sin otras comorbilidades, debería ser un IECA [28], que es un fármaco eficaz, barato y habitualmente bien tolerado. Esta elección debe ser especialmente clara en el caso de diabéticos, pacientes cardiópatas (disfunción ventricular, cardiopatía isquémica, cardiopatía hipertensiva) y en pacientes con microalbuminuria [3, 4].

En caso de mala tolerancia (especialmente por tos mediada por el sistema de las bradicininas) la alternativa será un ARA II [28]. Entre la amplia gama de ARA II elegiremos aquellos con menor coste económico, aunque también se deberá tener en cuenta su vida media, optando por aquellos que tengan una vida media más larga (como telmisartán o candesartán).

Si se eligen los IECA o los ARA II, deberán realizarse determinaciones de las cifras de potasio de forma periódica por el riesgo de hiperpotasemia, especialmente si se combinan con otros fármacos como los antialdosterónicos [3].

En mayores de 55 años, especialmente en ancianos, el fármaco de inicio debería ser un diurético tiazídico (especialmente indapamida, clortalidona y en última instancia hidroclorotiazida) [28]. En caso de realizar esta elección deberán realizarse controles analíticos de iones con cierta frecuencia, especialmente por el riesgo de hiponatremia.

Otra opción de primera línea en mayores de 55 años son los antagonistas del calcio [28], fármacos bien tolerados cuyo principal problema es el edema de extremidades inferiores. En este caso, puede recurrirse a calcioantagonistas de tercera generación, como el manidipino, que producen menor edema de extremidades inferiores y que tienen un ligero efecto antiproteinúrico [21].

Normalmente, con cualquiera de estos dos grupos de fármacos se consigue un buen control de la HTA, pero en caso de no conseguirse los objetivos antes descritos debemos recurrir a las combinaciones fijas antes de aumentar las dosis de los fármacos hasta alcanzar dosis plenas [4, 27, 28]. Las asociaciones más eficaces son las de IECA o ARA II con antagonistas del calcio o tiazidas [4].

En este escalón terapéutico, incluso antes en pacientes cardiópatas, debemos considerar los betabloqueantes (BB). Este grupo de fármacos debe tenerse muy en cuenta en pacientes que los requieren por otras causas, como insuficiencia cardiaca o fibrilación auricular, o en los que están contraindicados algunos de los grupos anteriormente expuestos [4, 28].

Los BB no cardioselectivos (atenolol, propranolol, metoprolol), disminuyen la PA en mayor medida que los no cardioselectivos, pero producen más efectos secundarios (como disfunción eréctil). Por otro lado, los BB cardioselectivos (bisoprolol, carvedilol, nebivolol), disminuyen en menor medida las cifras de PA y son más seguros que los no cardioselectivos en los pacientes con enfermedad pulmonar obstructiva crónica o con diabetes mellitus.

Si al llegar a este punto no se controla adecuadamente la PA, nos plantearemos si el paciente está realizando una correcta adherencia terapéutica, si cumple con las medidas higiénico-dietéticas o si existen factores externos que pueden interferir en el proceso [28]. De tal forma, podríamos plantearnos la realización de despistaje de HTA secundaria o el ingreso hospitalario del paciente para controlar de primera mano el cumplimiento del tratamiento farmacológico y no farmacológico.

Tabla 3. Fármacos recomendados en situaciones específicas.

Características del paciente	Fármacos preferidos	Fármacos desaconsejados
Diabetes mellitus	IECA/ARA II Antagonistas del calcio	Tiazidas Aliskiren + IECA/ARAII BB no cardioselectivos
Enfermedad renal crónica	IECA/ARA II Antagonistas del calcio	
Microalbuminuria	IECA/ARA II Aliskiren Manidipino	
Hipertrofia ventricular izquierda	IECA/ARA II Aliskiren Antagonistas calcio	
Ateromatosis carotídea	Antagonistas calcio ARA II	
Accidente cerebrovascular	IECA/ARA II Antagonistas del calcio Tiazidas BB en la fase aguda	Nitratos en la fase aguda
Cardiopatía isquémica	IECA/ARA II Betabloqueantes Espironolactona Nitratos	
Insuficiencia cardiaca	IECA/ARA II Betabloqueantes Espironolactona Diuréticos Nitratos, Hidralazina	Antagonistas del calcio no hidropiridínicos
Obesidad	IECA/ARA II Aliskiren	BB no cardioselectivos
Enfermedad arterial periférica	IECA/ARA II Betabloqueantes Antagonistas del calcio	BB no cardioselectivos
Hiperplasia benigna próstata	Agonistas alfa 1	
HTA sistólica	Antagonistas del calcio Tiazidas	
HTA diastólica	Antagonistas del calcio	
Fibrilación auricular	Betabloqueantes ARA II/IECA	
Ancianos	Antagonistas del calcio Tiazidas IECA/ARA II	Antagonistas del calcio en caso de Parkinson
Embarazo	Betabloqueantes Alfametildopa	IECA/ARA II

Si todo es correcto y las cifras de PA continúan altas, está recomendado un tratamiento con 3 fármacos [28]: IECA o ARA II (no combinados), antagonista del calcio y tiazida/diurético. En caso de no conseguir el objetivo previsto se puede aumentar la dosis de diurético (especialmente si se sospecha un componente hipervolémico) o añadir un antialdosterónico a dosis bajas. Respecto a este último grupo de fármacos hay que tener en cuenta los efectos secundarios de la espironolactona (como ginecomastia) y plantearse el uso de eplerenona (aunque su precio es mucho más elevado), especialmente en pacientes que lo requieran por otras causas (insuficiencia cardiaca, hiperaldosteronismo).

Si llegados a este punto no se ha conseguido un correcto control de las cifras de PA, y a pesar de que no hay consenso absoluto, se recomienda el uso de una combinación de varios fármacos antes que optimizar las dosis de los que se estaban utilizando.

En este momento, se recurrirá a fármacos como los agonistas alfa 1 (como doxazosina), los BB (si no se habían utilizado), los inhibidores directos de la renina (evitando su uso combinado con IECA o ARA II en diabéticos según las recomendaciones de la agencia europea del medicamento), los agonistas alfa 2 selectivos (como la clonidina), la hidralazina (especialmente en pacientes con insuficiencia cardiaca asociándolo a nitratos), el dinitrato de isosorbida (especialmente en pacientes con cardiopatía isquémica) o fármacos muy efectivos y poco utilizados como el urapidil (bloqueante alfa 2 adrenérgico y beta 1 adrenérgico).

Si en este momento no se consigue un adecuado control de las cifras de PA el paciente debe ser remitido a una unidad especializada en HTA refractaria (definida como el paciente con mal control de sus cifras de PA a pesar del uso de tres fármacos, de los cuales uno de ellos es un diurético).

Por último, y como hemos señalado anteriormente, hay determinados grupos de pacientes en los que se prefiere un determinado grupo de fármacos. En la **tabla 3** se recogen algunas situaciones frecuentes que encontramos en la práctica clínica.

Denervación renal

Previamente a su realización, se ha debido confirmar que realmente se trata de una HTA refractaria, habiéndose descartado también la existencia de causas secundarias u otras causas que pudieran estar enmascarando las cifras de PA. Tras el procedimiento, y a pesar de que se consigue mejorar el control de la HTA, el paciente debe seguir llevando tratamiento farmacológico [29].

Por el momento, esta técnica se reserva a los pacientes con HTA refractaria, aunque hay ensayos en marcha que tratarán de dilucidar si este tratamiento podría extenderse a todos los hipertensos.

Referencias

1. Collins, R., Peto, R., MacMahon, S., Hebert, P., Fiebach, NH., Eberlein, KA. et al. Blood pressure, stroke, and coronary heart disease. Part 2, Short-term reductions in blood pressure: Overview of randomised drug trials in their epidemiological context. Lancet. 1990; 335 (8693): 827-38.

2. Sytkowski, PA., D'Agostino, RB., Belanger, AJ., Kannel, WB. Secular trends in long-term sustained hypertension, long-term treatment, and cardiovascular mortality. The Framingham Heart Study 1950 to 1990. Circulation 1996; 93 (4): 697-703.

3. Mancia, G., De Backer, G., Dominiczak, A., Cifkova, R., Fagard, R., Germano, G. et al. 2007 Guidelines for the Management of Arterial Hypertension: The Task Force for the Management of Arterial Hypertension of the European Society of Hypertension (ESH) and of the European Society of Cardiology (ESC). J Hypertens 2007; 25 (6): 1105-87.

4. Mancia, G., Laurent, S., Agabiti-Rosei, E., Ambrosioni, E., Burnier, M., Caulfield, MJ. et al. Reappraisal of European guidelines on hypertension management: A European Society of Hypertension Task Force document. J Hypertens 2009; 27 (11): 2121-58.

5. Aronow, WS., Fleg, JL., Pepine, CJ., Artinian, NT., Bakris, G., Brown, AS. et al. ACCF/AHA 2011 expert consensus document on hypertension in the elderly: a report of the American College of Cardiology Foundation Task Force on Clinical Expert Consensus Documents developed in collaboration with the American
Academy of Neurology, American Geriatrics Society, American Society for Preventive Cardiology, American Society of Hypertension, American Society of Nephrology, Association of Black Cardiologists, and European Society of Hypertension. J Am Soc Hypertens 2011; 5 (4): 259-352.

6. Vasan, RS., Larson, MG., Leip, EP., Evans, JC., O'Donnell, CJ., Kannel, WB. et al. Impact of high-normal blood pressure on the risk of cardiovascular disease. N Engl J Med. 2001; 345 (18): 1291-7.

7. Coca, A., Aranda, P., Redón, J. Diagnóstico, evaluación clínica, estratificación del riesgo cardiovascular global y bases generales del tratamiento del paciente hipertenso. Manejo del paciente hipertenso en la práctica clínica. Madrid: Panamericana. 2009. pp. 3-79.

8. Martins, D., Norris, KC. Diagnosis and treatment of secondary hypertension. En: Crawford, MH., DiMarco, JP., Paulus, WJ. (ed.). Cardiology. 3ra ed. Philadelphia: Elsevier. 2010. pp. 619-29.

9. De Leeuw, PW. Hipertensión secundaria: diagnóstico y tratamiento. En: Mancia, G., Grassi, G., Kjeldsen, SE. Manual de hipertensión de la European Society of Hypertension. Barcelona: J&C Ediciones Médicas. 2009. pp. 255-62.

10. Perk, J., De Backer, G., Gohlke, H., Graham, I., Reiner, Z., Verschuren, M. et al. European Guidelines on cardiovascular disease prevention in clinical practice (version 2012). The Fifth Joint Task Force of the European Society of Cardiology and Other Societies on Cardiovascular Disease Prevention in Clinical Practice (constituted by representatives of nine societies and by invited experts). Developed with the special contribution of the European Association for Cardiovascular Prevention & Rehabilitation (EACPR). Eur Heart J. 2012; 33 (13): 1635-701.

11. Díez, J., Frohlich, ED. A translational approach to hypertensive heart disease. Hypertension 2010; 55 (1): 1-8.

12. Agabiti, E., Schmieder, RE. Lesión cardiaca y progresión a insuficiencia cardiaca. En: Mancia, G., Grassi, G., Kjeldsen, SE. Manual de hipertensión de la European Society of Hypertension. Barcelona: J&C Ediciones Médicas. 2009. pp. 132-45.

13. Gibbons, RJ., Balady, GJ., Bricker, JT., Chaitman, BR., Fletcher, GF., Froelicher, VF. et al. ACC/AHA 2002 guideline update for exercise testing: Summary article. A report of the American College of Cardiology/American Heart Association Task Force on Practice

Guidelines (Committee to Update the 1997 Exercise Testing Guidelines). J Am Coll Cardiol. 2002; 40 (8): 1531-40.

14. European Heart Rhythm Association; European Association for Cardio-Thoracic Surgery, Camm, AJ., Kirchhof, P., Lip, GY., Schotten, U. et al. Guidelines for the management of atrial fibrillation: The Task Force for the Management of Atrial Fibrillation of the European Society of Cardiology (ESC). Eur Heart J. 2010; 31 (19): 2369-429.

15. Collins, R., Peto, R., MacMahon, S., Hebert, P., Fiebach, NH., Eberlein, KA. et al. Blood pressure, stroke, and coronary heart disease. Part 2, Short-term reductions in blood pressure: Overview of randomised drug trials in their epidemiological context. Lancet 1990; 335 (8693): 827-38.

16. Sierra, C., Coca, A. Lesión cerebral. En: Mancia, G., Grassi, G., Kjeldsen, SE. Manual de hipertensión de la European Society of Hypertension. Barcelona: J&C Ediciones Médicas. 2009. pp. 147-56.

17. Quinn, TJ., Reid, JL. Hipertensión en el ictus. En: Mancia, G., Grassi, G., Kjeldsen, SE. Manual de hipertensión de la European Society of Hypertension. Barcelona: J&C Ediciones Médicas. 2009. pp. 343-52.

18. Sandset, EC., Bath, PM., Boysen, G., Jatuzis, D., Kõrv, J., Lüders, S. et al. The angiotensin-receptor blocker candesartan for treatment of acute stroke (SCAST): A randomised, placebo-controlled, double-blind trial. Lancet 2011; 377 (9767): 741-50.

19. U.S. Renal Data System, USRDS 1996 Annual Data Report. National Institutes of Health, National Institute of Diabetes and Digestive and Kidney Diseases, Bethesda, MD. 1996.

20. Redón, J., Martínez, F., Pascual, JM. Microalbuminuria in essential hypertension. En: European Society of Hypertension clinical practice newsletters:Update 2011. Gdánsk: Via Medica. 2011. pp. 71-2.

21. Galceran, J., Plana, J., Felip, A., Pou, G., Vila, J., Sobrino, J. Manidipine treatment in patients with albuminuria not sufficiently reduced with renin-angiotensin system blockers. Expert Rev Cardiovasc Ther. 2010; 8 (6): 751-7.

22. Wong, TY., Mitchell, P. Hypertensive retinopathy. N Engl J Med. 2004; 351 (22): 2310-7.

23. Schmieder, RE. Hypertensive retinopathy. En: European Society of Hypertension clinical practice newsletters: Update 2011. Gdánsk: Via Medica. 2011. pp. 81-2.

24. Clement, DL. Control of hypertension in patients with peripheral artery disease. En: European Society of Hypertension clinical practice newsletters: Update 2011. Gdánsk: Via Medica. 2011. pp. 51-2.

25. Appel, LJ., Champagne, CM., Harsha, DW., Cooper, LS., Obarzanek, E., Elmer, PJ. et al. Effects of comprehensive lifestyle modification on blood pressure control: Main results of the PREMIER clinical trial. JAMA 2003; 289 (16): 2083-93.

26. Sacks, FM., Svetkey, LP., Vollmer, WM., Appel, LJ., Bray, GA., Harsha, D. et al. Effects on blood pressure of reduced dietary sodium and the Dietary Approaches to Stop Hypertension (DASH) diet. DASH-Sodium Collaborative Research Group. N Engl J Med. 2001; 344 (1): 3-10.

27. Wald, DS., Law, M., Morris, JK., Bestwick, JP., Wald, NJ. Combination therapy versus monotherapy in reducing blood pressure: meta-analysis on 11,000 participants from 42 trials. Am J Med. 2009; 122 (3): 290-300.

28. Ritchie, LD., Campbell, NC., Murchie, P. New NICE guidelines for hypertension. BMJ 2011; 343: d5644.

29. Schmieder, RE., Redon, J., Grassi, G., Kjeldsen, SE., Mancia, G., Narkiewicz, K. et al. ESH position paper: renal denervation-an interventional therapy of resistant hypertension. J Hypertens 2012; 30 (5): 837-41.